AF316843

RAPPORT

LOGEMENTS INSALUBRES

FAIT A M. LE MAIRE DE NANTES

AU NOM DE LA COMMISSION

PAR M. A. CHÉROT

VICE-PRÉSIDENT DE CETTE COMMISSION

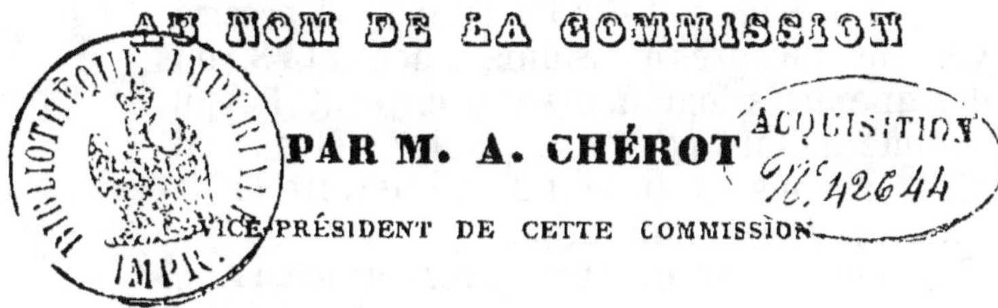

Monsieur le maire,

I.

La commission pour l'assainissement des logemenfs insalubres, instituée le 5 octobre 1850, vient d'achever la visite des maisons comprises dans le premier arrondissement de la ville de Nantes. Pour chacun des cas où elle a considéré les prescriptions de la loi du 13 avril 1850 applicables, la commission vous a remis des rapports particuliers constatant l'état d'insalubrité des lieux et indiquant les mesures d'assainissement possibles.

Elle croit utile, en outre, de vous adreser un rapport d'ensemble sur ses travaux par arrondissement, avec le résultat de ses observations, de ses impressions même sur cette grave et intéressante question de l'assainissement des logements de la population pauvre.

Depuis qu'elle a été instituée, la commission a tenu régulièrement deux séances par semaine : l'une, consacrée à la visite des habitations; l'autre à la discussion des décisions à intervenir et à la rédaction de ses rapports.

La visite minutieuse du premier arrondissement a donné lieu à 129 rapports particuliers, qui vous ont été transmis; 101 prescrivent des mesures d'assainissement, et 28 vous désignent les logements qui en sont l'objet, comme n'étant pas susceptibles d'être assainis, et vous proposent d'en interdire la location à titre d'habitation.

La commission que vous avez formée à Nantes, a compris combien la mission qui lui était confiée était délicate dans ses rapports, d'une part avec la propriété, de l'autre avec les intérêts mêmes des malheureux dont le soulagement est le but de ses travaux, et pour qui le bas prix du loyer est souvent une nécessité dominant toute autre considération. Elle a compris combien cette mission était difficile encore, à raison du caractère général de la loi, qui se borne à dire : « *Sont réputés insalubres les logements qui se trouvent dans des conditions de nature à porter atteinte à la vie ou à la santé de leurs habitants,* » et s'en rapporte ensuite à l'appréciation et à la conscience des commissions locales dont elle décrète l'institution.

La commission a cherché à se pénétrer de l'esprit qui a inspiré le législateur, et c'est avec le sentiment de la responsabilité et de la confiance que la loi reposait en elle, qu'elle a pesé toutes ses résolutions.

Lorsqu'elle a cru devoir prononcer l'interdiction d'habitabilité, elle ne l'a fait qu'en

présence de faits, de motifs qui lui ont paru
décisifs à un haut degré; quand elle a dû
indiquer|des mesures d'assainissement, la
même réserve à présidé à ses prescriptions.
Souvent elle a pu voir les moyens de faire
bien et s'est contentée de rechercher ceux
d'obtenir un mieux relatif, dans les limites
de ce qui devait être suffisai t. En un mot, la
commission s'est toujours proposé de n'être
pas moins circonspecte que la loi, et plus
d'une fois elle a pu rencontrer des logements
où il lui était douloureux de voir confinées
des existences humaines; mais qu'elle a con-
sidérés comme en dehors de son action,
parce qu'en fait ils n'étaient pas dans des
conditions de nature à porter atteinte à la
vie ou à la santé de leurs habitants.

L'amélioration de cette classe de logements
et d'un grand nombre de ceux sur lesquels
nous avons provoqué votre action, peut se
rencontrer dans un autre ordre de mesures
que la commission juge utile de signaler à la
sollicitude de l'administration.

En général, les visites de la commission
ont été favorablement accueillies. Elle n'a pas
rencontré d'obstacles chez les propriétaires;
plusieurs même ont paru mettre de l'empressement à concourir au but qu'elle est chargée
de poursuivre, et quelques-uns, on peut le
dire, dans une large mesure.

Chez les locataires, elle a rencontré plutôt la résignation que tout autre sentiment
Souvent, des voisins, malheureux eux-mêmes
ont appelé son attention et dirigé ses investi-
gations sur des logements dont les déplorables
conditions leur inspiraient une juste et véritable commisération, alors que leurs habitants étaient plutôt portés à les dissimuler
par divers sentiments faciles à comprendre.

En définive, l'intervention active des commissions pour l'assainissement des logements insalubres paraît devoir conduire à de bons résultats. Les uns, matériels et immédiats, seront l'amélioration d'un nombre assez notable d'habitations. — D'autres, touchant à l'ordre moral, auront une portée plus étendue ; par exemple. près des propriétaires, celui de ranimer des sentiments d'amour-propre ou de pudeur, qui ne s'éteignent jamais complétement, mais qui s'affaiblissent devant la presque certitude du mystère. Beaucoup, et nous l'avons constaté, reculeront désormais devant la mise au jour de certaines natures de locations, pour lesquelles la confiance d'être à peu près inconnues offrait trop de tentation ou de facilités.—Enfin, un résultat moral aussi, auprès des locataires. L'habitude de la misère engendre celle de la malpropreté sur le corps, dans les vêtements, dans les logements. La conviction que cette misère est cachée, qu'elle est délaissée, amène, on ne peut pas dire une résignation, mais une sorte de prostration désespérée, qui fait que trop de malheureux renoncent à se débattre contre elle et contre ses conséquences hygiéniques. La surveillance des commissions paraît devoir ranimer le sentiment moral quand il n'est pas complètement étouffé. Nous en avons eu pour preuve l'empressement des locataires de cette classe à prendre quelques mesures de propreté dans leurs logements, quand ils avaient pu prévoir la visite de la commission.

A ce sentiment favorable, dont nous avons recueilli les symptômes, et que l'existence permanente des commissions pour l'assainissement des logements insalubres doit vivifier et entretenir, l'administration munici-

pale peut venir considérablement en aide ,
dans une spère bien plus étendue que la
nôtre, et par des mesures qui ressortent tant
de ses attributions spéciales que de l'action
du conseil de la commune.

II.

L'insalubrité des logements tient non
seulement à des conditions d'être particu-
lières à chacun d'eux , mais , ainsi que l'a
justement prévu la loi du 13 avril 1850 ,
très-souvent aussi à des causes extérieures
et permanentes. La commission a été conduite à reconnaître que la gravité des causes
intérieures d'insalubrité était presque toujours en rapport avec celle des causes extérieures. C'est dans les quartiers mal aérés ,
humides et sales que l'hygiène des logements
est le plus négligée. C est là encore que les
mesures partielles d'assainissement auront
le moins d'efficacité.

Les causes principales d'insalubrité des
logements pauvres , sont :

Le manque d'air et de lumière,

L'humidité,

La malpropreté,

Le voisinage de foyers permanents d'infection et d'exhalaisons délétères,

Et ces causes peuvent être spéciales et générales.

Dans le premier cas , la commission s'est
appliquée à étudier et à indiquer les mesures
propres à remédier au mal, telles que l'ouverture de baies de nature à établir des cou-
rants d'air et à introduire la lumière ; — l'application de revêtements hydrofuges , le
creusement de tranchées d'isolement ou le
pavage du sol contre l'humidité ; — des blan-

chiments à la chaux pour purifier l'intérieur ; la dérivation des eaux fétides, etc.

Mais souvent, trop souvent, la commission a été forcée de reconnaître combien ces mesures seraient incomplètes, par le fait même de la disposition du quartier, qui ne permet aucun assainissement efficace, à moins d'être profondément modifiée par des percements et des nivellements convenables. Elle considère donc que c'est compléter sa tâche que de vous signaler, monsieur le Maire, les mesures qu'elle a reconnues pouvoir être les plus propres à combattre ces causes générales d'insalubrité, sur divers points de l'arrondissement qu'elle a visité.

III.

Les foyers d'infection et d'exhalaisons délétères sont malheureusement trop communs dans plusieurs quartiers du 1ᵉʳ arrondissement. Dans ceux du Marchix et de Barbin notamment, l'infection est pour ainsi dire permanente, tant par l'état des fosses d'aisance, que par la stagnation et le croupissement des eaux ménagères sur le sol des cours et des ruelles intérieures.

Les conditions d'établissement des lieux d'aisance sont, en général, déplorables dans toutes la ville de Nantes ; mais, dans certains quartiers de cet arrondissement entr'autres, elles le sont à un degré difficile à imaginer. Ils ne sont presque jamais ventilés ; les matières liquides et mêmes solides s'écoulent à peu près librement au dehors, par l'incurie des dispositions intérieures. Les fosses sont de capacité tout-à-fait insuffisante, le plus souvent inabordables, de sorte que le voisinage est plus fréquenté que la fosse même.

Presque toujours aussi les lieux d'aisance sont contigus aux logements du rez-de-chaussée, dont les habitants vivent littéralement dans leurs émanations infectes. Enfin, ces fosses sont tellement mal construites, que leurs infiltrations ont corrompu un grand nombre de puits qui les avoisinent. — La commission s'est empressée de prescrire toutes les améliorations que ce repoussant état de choses pouvait lui suggérer; mais elle en reconnaît à l'avance l'inefficacité, tant qu'une réforme complète et radicale n'aura pas été introduite. Il appartient à l'autorité municipale d'opérer cette réforme, et nous appelons toute sa sollicitude sur cette question, dont la solution peut se rencontrer dans l'établissement, à Nantes, d'un système de vidanges perfectionné. Déjà plusieurs villes, Paris, Brest, Amiens, ont obtenu des améliorations notables, en imposant aux vidangeurs l'obligation de désinfecter les matières.

Il importe que des conditions sévères de capacité et d'imperméabilité soient imposées à la construction des fosses, et que l'écoulement par les égoûts souterrains soit supprimé, ainsi que l'a sagement décidé en principe le conseil municipal. L'application du système de la désinfection dans les vidanges mènera nécessairement de grandes améliorations dans la construction des fosses mobiles et des appareils où s'opère la séparation des solides et des liquides La ville de Marseille vient de réaliser ainsi d'immenses progrès, dont la ville de Nantes n'a pas moins besoin.

IV.

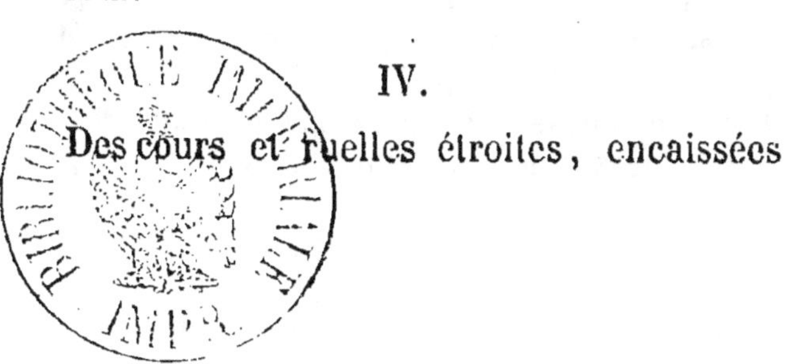

Des cours et ruelles étroites, encaissées

entre des murs élevés , sont généralement l'unique lieu de déversement des eaux ménagères. On les y jette des fenêtres ou on les y conduit par des tuyaux d'évier qui les répandent aux pieds des murs. Là elles croupissent sur le sol non pavé : les matières animales et végétales qu'elles renferment s'y putréfient, et leurs exhalaisons viennent infecter principalement les habitations basses. La commission s'est attachée à combattre cette cause d'insalubrité ; mais l'insuffisance de notre système d'égoûts publics est un obstacle sérieux , dans un grand nombre de cas : la seule ressource est d'écouler les eaux ménagères dans les fosses d'aisance. Une cuvette à la Déparcieux , établie au pied des tuyaux de conduite , préviendra sûrement le refoulement des exhalaisons fétides dans les appartements. Toutefois, la défectuosité si complète des fosses actuelles ne peut manquer d'être un inconvénient grave. Avec les améliorations que nous réclamons dans le système général des fosses d'aisance , ces inconvénients disparaîtront, et l'écoulement des eaux ménagères pourra être assuré.

V.

La malpropreté des habitations et celle du corps et des vêtements sont intimement liées : l'une amène l'autre, et elles se perpétuent ensemble. En général, elles sont la plaie des réduits obscurs et mal aérés ; aussi les mesures de blanchiment et autres prescrites par la commission, ne peuvent être qu'un palliatif momentané. Il faut combattre la malpropreté à la fois dans le logement et sur la personne : améliorer l'hygiène corporelle est une grande mesure de salubrité. Un des moyens est de favoriser les ablutions de toutes sortes et le lavage des vêtements. Pour y parvenir, il faut mettre l'eau en abondance à la disposition de la population pauvre;

Le quartier du Marchix en est très peu pourvu. La réalisation d'un service d'eau, attendu depuis si longtemps à Nantes, y sera un véritable bienfait ; et, si à l'époque de sa mise en activité, l'administration peut s'entendre avec les usines à vapeur du quartier pour utiliser leurs eaux chaudes en bains et surtout en lavoirs publics, elle y introduira une des plus fécondes mesures d'assainissement. En attendant la réalisation de ces larges améliorations, la commission en verrait une immédiate et qui ne serait pas sans portée, dans l'établissement de pompes à tous les puits publics du quartier, pour y remplacer le système pénible et parfaitement incommode des seaux à cordes.

VI.

Les premiers agents de la salubrité sont l'air et la lumière. Sans air et sans lumière on ne peut combattre sérieusement l'humidité, les infections locales ; en un mot, il n'y a point d'assainissement vraiment efficace.

Le premier arrondissement renferme plusieurs quartiers où la salubrité des habitations exige impérieusement des percements de rues nouvelles.

Le côté Sud de la rue du Marchix contient un grand nombre d'habitations dans un état d'insalubrité grave. Les maisons ayant façade sur cette rue ont peu de largeur et beaucoup de profondeur. Elles masquent généralement une longue suite de constructions agglomérées les unes à côté des autres et aspectant sur de longues ruelles privées, qui font l'office de cours , bien qu'offrant à peine le passage de deux personnes. Ces ruelles , le plus souvent non pavées , servent de réceptacle , on ne peut pas dire d'écoulement , aux eaux ménagères et même à celles des fosses d'aisance. Les groupes de maisons qui les bordent s'interceptent mutuellement l'air et la lumière : aussi tous les rez-de-chaussées sont obscurs , humides et communément infectés par l'impossibilité d'une ventilation convenable.

Il serait d'une haute utilité de percer ce quartier, en ouvrant une rue de la place Bretagne à la rue de l'Industrie, dans une direction à peu près parallèle à la rue du Moulin. Cette rue ne couperait que des terrains de mince valeur , dont les propriétaires gagneraient considérablement par la plus-value des lisières du nouveau percé.

Le côté Nord de la rue du Marchix est sur beaucoup de points aussi entassé , aussi infect, et privé de ventilation et de lumière. La commission s'est trouvée dans la nécessité pénible d'y prononcer l'interdition d'assez nombreux logements. Elle signale comme une des plus certaines mesures d'asainissement le percement d'une rue traversant ce massif,de la rue Saint-Similien à la rue des Arts

La partie Sud de la rue Porte-Neuve, qui fait suite à la rue du Marchix, réclame cette mesure non moins énergiquement. L'agglomération des maisons y est aussi vicieuse, et de plus, celles-ci s'y trouvent, en divers points, adossées à des jardins d'un niveau supérieur. Ce quartier ne pourra être assaini convenablement que par l'ouverture d'une rue joignant la rue Barrière-de-Couëron, à l'extrémité de la petite rue Brancas, sur la place Viarme.

Le côté Sud de la rue des Hauts-Pavés a de nombreuses maisons appuyées aussi à des jardins dont le terrain est plus élevé que le sol du rez-de-chausée, de un mètre à un mètre et demi. Il en résulte une humidité permanente qui, par des temps de pluie, se traduit en véritable inondation de ces logements. La commission considère tout-à-fait nécessaire que les percements qui doivent avoir lieu dans ce quartier, par suite de l'agrandissement du cimetière de Miséricorde, soient combinés de manière à modifier le nivellement de ces terrains et à en favoriser l'asséchement.

L'ouverture des rues inscrites au plan de la ville, dans le quartier du bas Bourgneuf, contribuera notablement à son assainissement. Nous les signalons à l'attention de l'administration.

La commission mentionne encore, et par ordre d'importance, l'élargissement de la petite rue du Martray, de celle du Trépied, de la petite rue Brancas, et de celle du Vieux-Belair.

Si, par suite de ces percés nouveaux, de nouvelles constructions destinées à loger les ouvriers doivent être élevées dans le quartier, la commission émet unanimement le vœu que l'administration municipale se préoccupe sérieusement d'encourager l'édification de maisons aménagées pour cet objet spécial, sur des plans approuvés par elle. Il est évident qu'on peut combiner aujourd'hui des maisons ouvrières, offrant à leurs habitants des conditions de commodités et de salubrité peu communes dans les anciennes constructions, et assurant en même temps l'avantage des propriétaires. Mais il faut sortir de la routine, ce qui ne se fait guère sans impulsion. Si l'administration intervenait par un système de primes en faveur des premiers édifices de ce genre, il n'est pas douteux que les résultats financiers qu'ils procureraient par eux-mêmes à leurs propriétaires, ne suffiraient à entrainer promptement les autres dans la même voie. Et cette première conséquence devrait conduire à cette autre : la nécessité, pour tous les propriétaires voisins, d'améliorer convenablement les logements ou les voir abandonnés.

Enfin, M. le maire, la commission réclame votre puissante intervention pour obtenir du Domaine l'asséchement des parcelles de marais situées sur les deux côtés de la nouvelle chaussée de l'ouche de Versailles, qui sont un foyer permanent d'exhalaisons délétères dans ce malheureux quartier, si décimé lors de nos dernières épidémies.

La commission sait, M. le maire, que la bonne volonté de l'administration ne suffit pas pour réaliser toutes ces améliorations, sans lesquelles les résultats de sa mission ne peuvent être que bien incomplets; il faut encore le concours et le concours chaleureux de nos concitoyens: elle a la confiance qu'il ne vous fera pas défaut.

Nantes, 11 janvier 1851.

Le vice-président de la commission,

A. CHÉROT.

La commission est composée de :
MM. A. Chérot, manufacturier, membre du conseil municipal, vice président ;
Bobierre, chimiste, vérificateur en chef des engrais, secrétaire :
Mabot, médecin :
V. de Cornulier, propriétaire, membre du conseil municipal et du conseil général ;
Yves Berthault armateur, conseiller municipal, juge au Tribunal de Commerce ;
Mariotte, avocat, vice président du bureau de bienfaisance ;
Vincent Forest, membre du conseil des prud'hommes ;
Marion de Beaulieu, général du génie en retraite ;
Bourgerel, architecte.

Nantes, imp. V. MANGIN

www.ingramcontent.com/pod-product-compliance
Lightning Source LLC
Chambersburg PA
CBHW061035090726
47597CB00014B/4440